AF290535

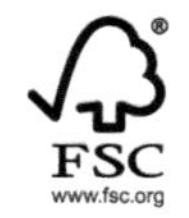

FSC
www.fsc.org
MIXTO
Papel procedente de
fuentes responsables
Paper from
responsible sources
FSC® C105338

Perder peso sin hacer dieta ni deportes

Baja de peso sin torturarte con los deportes y las dietas

-

Doce pasos fáciles para llegar a tu peso ideal

Dan Hild

No se permite la reproducción total o parcial de esta obra, ni su incorporación a un sistema informático, ni su transmisión en cualquier forma o por cualquier medio (electrónico, mecánico, fotocopia, grabación u otros) sin autorización previa y por escrito de los titulares del copyright. La infracción de dichos derechos puede constituir un delito contra la propiedad intelectual.

© Dan Hild, 2020 – 2nd Edition

Impreso y editado por Books on Demand GmbH
info@bod.com.es - www.bod.com.es
Impreso en Alemania – Printed in Germany

ISBN: 978-8-4132-6792-0

Información General

Este documento y todo su contenido está protegido por la ley de derechos de autor. Todos los derechos reservados. La reimpresión o reproducción (o parte del mismo) en cualquier forma (impresión, fotocopias u otros métodos), así como el almacenamiento, proceso, duplicación y distribución por medios electrónicos en cualquier tipo de sistema, del documento completo o parte del mismo, sin autorización por escrito del autor está prohibida. Todos los derechos de la traducción están reservados.

El uso de este libro y la implementación de la información aquí presentada se hace bajo la responsabilidad del lector. El autor y quien lo publica están exentos de cualquier tipo de responsabilidad en caso de que se presenten accidentes o daños de cualquier tipo que se presenten por consejos incluidos en este libro.

El trabajo, incluyendo todo este contenido ha sido preparado con el mayor cuidado. Sin embargo, los errores en la impresión o en la información no se pueden descartar por completo. El autor y quien publica esta obra no asumen responsabilidad por la manera en que la información sea impresa, o qué tan adecuada sea. No puede haber reclamos legales de ningún tipo por información incorrecta o por las consecuencias que resulten de esta información. Los operadores de los sitios web son exclusivamente responsables por el contenido de los libros que publican.

Inhaltsverzeichnis

Prefacio

Querido lector,

¡Quiero agradecer tu interés en mi libro! El hecho de sostenerlo en tus manos es evidencia de que el sobrepeso es un tema importante para ti o para una persona cercana. ¡Fue igual para mí!

Las personas con "exceso de carne en sus huesos" a menudo tienen que escuchar sugerencias como: "Come menos o haz un poco de deporte". Tu y yo lo sabemos: No es tan fácil. El sobrepeso tiene razones diversas, y la idea de ser visto por los demás mientras haces deporte es lo que hace que la mayoría de las personas lo eviten. Las posibilidades de ser bombardeado con un comentario apropiado o inapropiado son demasiado altas.

Para muchas personas que sufren de obesidad, hacer deporte es una idea horrible - y no porque somos perezosos o inactivos. Muchos de nosotros simplemente tememos lastimarnos. Y las dietas nos han decepcionado una y otra vez. Simplemente dejamos de creer en ellas. Al final acabamos torturándonos durante meses, sólo para terminar siendo más obesos dos o tres meses más tarde.

En este libro, he compilado doce métodos sencillos que te ayudarán a perder peso sin hacer dietas pesadas o deportes. Si sigues estos métodos durante algún tiempo, alcanzarás el peso deseado, dependiendo de tu peso inicial y deseado.

Espero que tengas mucho éxito.

Sinceramente, Dan Hill

Disminuye los carbohidratos - Come pocos carbohidratos

¿Has oído hablar de los "ingredientes saciantes"? Hace algún tiempo, cuando la carne era una rareza en las comidas diarias, se incluían ingredientes saciantes en su lugar. Estos ingredientes eran importantes, ya que muchas personas tenían que hacer un trabajo físico duro. Los ingredientes saciantes podían consistir en patatas, arroz, pastas alimenticias, o simplemente pan.

Actualmente, la mayoría de la gente vive en otras circunstancias. Muchos de ellos trabajan en un escritorio o hacen otras tareas que no son físicamente muy exigentes. Un "ingrediente saciante" es veneno puro para las personas con semejante estilo de vida. Suministran su cuerpo con energía que no necesitan, y consecuentemente lo suministran más de lo debido por la falta de alternativas.

Es por eso que tiene sentido evitar los

carbohidratos en la medida de lo posible. Eso incluye pan, pasta, pizza, papas, y todo lo que contenga azúcar. Para variar, estas cosas podrían ser sabrosas. Pero en grandes cantidades es responsable del sobrepeso. La investigación científica ha demostrado que el consumo excesivo de carbohidratos tiene conexiones con el cáncer, la esclerosis múltiple, la enfermedad de Alzheimer y la diabetes. El Dr. med. Ulrich Strunz ha escrito un libro sobre el tema, titulado ,,Warum macht die Nudel dumm?''.

Si deseas perder peso, deberías saber que el cuerpo puede obtener energía mucho más fácil de los carbohidratos que de las grasas. Siempre y cuando el cuerpo tenga carbohidratos a su disposición, no va a quemar grasa, y seguramente no va a empezar a utilizar los depósitos de grasa que ha almacenado.

Sin embargo, no sólo debes evitar las fuentes de carbohidratos obvias, sino también las bombas de carbohidratos ocultas. Todos sabemos que las pastas y la repostería contienen un montón de estos ingredientes, ya sean pan, cruasanes o pan bisconde. Los dulces clásicos, así como las patatas, son conocidos por nosotros como ricos en carbohidratos. Pero también podemos encontrar carbohidratos ocultos en forma de azúcar en las bebidas (bebidas dulces, vino, cerveza, alcohol), así como en varios alimentos procesados. Al final, muchos de ellos contienen azúcar y formas de azúcar como la glucosa, la fructosa y la dextrosa (azúcar de uva). Evita todos los productos que contengan estos ingredientes y prepara tus comidas con ingredientes frescos. Si haces esto, sabes lo que estás comiendo. Y con los alimentos procesados, acostúmbrate a leer la información del producto.

Té verde

Los efectos beneficiosos del té verde (sin azúcar) se han conocido en Asia durante mucho tiempo. La cafeína contenida en este impulsa el metabolismo y con ello la quema de grasa en el cuerpo (las calorías también).

Estudios realizados por el "Laboratorio de Investigación de Productos para el Cuidado de la Salud" con sede en Tokio, han demostrado que los llamados cianidoles del té verde previenen el almacenamiento de grasa en el hígado y otros tejidos en los ratones. Y la "Gaceta Americana de Nutrición Clínica" publicó un estudio sobre la quema de grasa en el que demuestran que un consumo frecuente y adecuado de cianidoles dará lugar a una quema de grasa sostenible.

Al tomarlo en volúmenes apropiados, el té verde es una bebida saludable. Sin embargo, si quieres perder peso, debes beberlo sin azúcar.

Magnesio

El magnesio juega un papel importante en la quema de grasa. Como bloques construcción de enzimas y minerales musculares, el cuerpo necesita magnesio en grandes cantidades. Con el magnesio el cuerpo puede quemar grasa de manera eficiente.

Muchos expertos están convencidos de que el mal equilibrio de la mayoría de las dietas se puede atribuir a la falta de magnesio. Gracias a las restricciones en la dieta, el cuerpo ingiere mucho menos magnesio que de otra manera - y la mayoría de las personas no consumen suficiente magnesio en su estado actual. Esto tiene que ver fundamentalmente con el hecho de que numerosos alimentos aceleran drásticamente el desglose de magnesio. Especialmente la Cola (y otras limonadas también) prácticamente están inundadas en magnesio - con consecuencias. Además, el cuerpo necesita más magnesio en momentos de estrés o durante las enfermedades.

Diferentes fuentes recomiendan varios volúmenes de consumo. Yo mismo tomé 200 miligramos extra en la mañana y en la tarde durante un largo tiempo. Por ahora, sin embargo, lo tomo dos veces, y me siento increíble.

Si hay una falta de magnesio, el cuerpo reduce la quema de grasa. Comienzas a sentirte cansado y exhausto. Los signos de deficiencia de magnesio pueden ser calambres en las piernas, pero también pueden incluir problemas de sueño.

Chile

El chile es conocido como una especia caliente. Algunos tipos de chile son tan calientes que comerlos puede ser perjudicial para algunas personas. La responsable de esto es la capsaicina alcaloide dentro de la especia.

Este ingrediente hace que el organismo se caliente. Los expertos lo llaman la termogénesis. Esto también es utilizado por los expertos, sin embargo, para crear agentes a base de chile para combatir el dolor.

La termogénesis es un proceso en el que el organismo rápidamente convierte la energía en calor. Y si tu dieta es baja en carbohidratos y grasas, utilizar las reservas de grasa es el punto de ataque más sensato. En este caso, el chile es un verdadero quemador de grasa. Además, el consumo de chile eleva la temperatura. El cuerpo reacciona con la sudoración con el propósito de enfriarse, lo que consume energía adicional.

El chile también tiene propiedades antibacterianas y efectos anti-inflamatorios y promueve la producción de ácidos biliares, que apoya la digestión y la quema de grasa.

Un ingrediente principal del pimiento chile, DHC, se ha estudiado a fondo en diversos trabajos de investigación estadounidenses. Los sujetos a prueba ingirieron una cápsula de DHC sobre una base diaria durante un período de tiempo más largo. Se hizo evidente que los sujetos a prueba quemaron dos veces más grasa que el grupo de comparación que sólo recibió un placebo.

A pesar de estas características asombrosas, no se debe consumir demasiado (y demasiado caliente) ají pimiento, ya que pueden dañar la mucosa oral y el estómago.

Jengibre

Similar a los chiles, el jengibre apoya el metabolismo y la producción de calor. Además, la raíz de color amarillo limón promueve la producción de ácido biliar, que a su vez estimula la quema de grasa y asegura que los alimentos pesados se digieran más fácilmente.

El jengibre puede ser cultivado en nuestras latitudes. Sólo hay que poner una raíz en un poco de tierra.

Además, la raíz de jengibre contiene un gran número de antioxidantes. Estos unen los radicales libres, previniendo diversas enfermedades.

La raíz también contiene una gran cantidad de vitamina C y calcio, magnesio, hierro, potasio, sodio y fósforo. Es una fuente increíble de micronutrientes.

Proteína

La proteína es un factor central para la reducción de peso sostenible. Durante mis dietas seguí notando una y otra vez que la masa muscular y el agua fueron los primeros en irse. Dependiendo del porcentaje de agua de la dieta, su reducción puede ser positiva o negativa. Una reducción de la masa muscular, sin embargo, es siempre negativa.

Los músculos son el mecanismo de quema más importante para las calorías. Incluso durante la noche, cada célula muscular quema energía: 24 horas al día, siete días a la semana. Si perdemos masa muscular durante una dieta, es como si tomaras una de las alas de un avión con el fin de tener un menor peso al despegar y volar mejor.

Si queremos perder peso de forma sostenible, y hacer nuestra vida más fácil, incluso después de la dieta, debemos ingerir suficiente proteína. Los expertos recomiendan de 1.5 a 2.5 gramos de proteína pura por kilogramo de peso corporal por día. Eso significa que si pesas 100 kilogramos, debes tomar de 150 a 250 gramos de proteína por día.

En realidad, el cuerpo requiere más energía para digerir las proteínas que lo que las proteínas mismas entregan. Además, ingerir alimentos ricos en proteínas conduce a una sensación de saciedad más rápidamente.

Por supuesto, puedes ingerir proteínas durante tu dieta normal. El pescado, la carne o los productos lácteos son una maravillosa fuente de proteínas. Los vegetarianos y veganos usarían otros productos como el tofu. Incluso algunas frutas y verduras contienen grandes cantidades de proteínas. Ten en cuenta, sin embargo, que los alimentos siempre contienen calorías y otros ingredientes. Apenas perderás peso si ingieres las proteínas a través de la leche entera. Un litro de leche entera contiene aproximadamente 33 gramos de proteína - en un peso corporal de 100 kg, eso significaría una "demanda de leche" de 4.5 litros al día, lo que equivale a más de 3240 calorías. Incluso con una leche baja en calorías con un 0.3 % de grasa, todavía ingerirías 1800 calorías adicionales - sobre la demanda diaria de calorías de un adulto.

Cada vez más fabricantes comienzan a ofrecer alimentos funcionales que contienen grandes cantidades de proteínas o sustitutos de proteínas. No hay nada que decir en contra de eso. El hecho es, sin embargo, que muchos fabricantes no sólo añaden proteínas a estos alimentos, sino también grandes cantidades de azúcares de todo tipo (carbohidratos), e incluso preservantes. Lee la información en el capítulo "evitar aditivos".

Otra posibilidad es el uso de compuestos de proteínas utilizadas en las dietas deportivas. Muchos de estos productos contienen proteína de suero de leche de alta calidad. Si no cumples con una demanda de proteínas a través de alimentos y bebidas normales, puedes hacerlo con estos productos. Ellos también contienen calorías y varios aditivos.

Estas bebidas están hechas para las personas

que hacen mucho deporte y en consecuencia utilizan una gran cantidad de energía (calorías). Eso significa que tienes que vigilar las calorías y los aditivos contenidos en el producto de tu elección. Las altas cantidades de azúcar y edulcorantes artificiales como el aspartamo no son una rareza. Fijarse bien dará sus frutos.

Limones

Una de las plantas más efectivas para la pérdida de peso es el limón. Es sorprendente que no se utiliza más en los programas dietéticos. Esta fruta tiene mucho que ofrecer.

Bebe el jugo de dos limones recién exprimidos a diario. Esto apoya la quema de grasa en el cuerpo de manera significativa. O come dos limones con el fin de utilizar también la valiosa pulpa.

El jugo pude ser diluido en agua - ¡solo haz tu propia limonada! Sin embargo, no deberías endulzarla. Y si tienes que hacerlo, hazlo con Stevia.

El limón te ayudará de diferentes formas:

- mejora la digestión
- el metabolismo es compatible (y con ello la quema de calorías)
- se optimiza la presión arterial

- el nivel de colesterol se reduce
- Mejora el sistema inmune
- los vasos sanguíneos se vuelven más flexibles

Además, hay investigaciones que sugieren que los limones previenen el crecimiento de células cancerosas. También estas frutas son ricas en vitamina c. Esta vitamina es utilizada por nuestro cuerpo para más de 300 procesos. Expertos populares han recomendado, durante los últimos años, aumentar la ingesta de vitamina C de manera significativa con el fin de prevenir diversas enfermedades.

Si comes limones en el transcurso de varios días, pronto te darás cuenta de que tu cuerpo se habitúa, y los frutos ya no te parecerán tan ácidos.

El limón es, por cierto, básicamente metabolizado, lo cual es una buena noticia para las personas que sufren de hiperacidez.

Café Verde

El café verde, es decir, los granos de café sin tostar, tiene una alta cantidad de cafeína. Esto impulsa el metabolismo y con ello los procesos de quema de grasa. Al mismo tiempo, contiene una gran cantidad de ácido clorhídrico. En base a esto, hay varios productos con extracto de café verde que se ofrecen en las tiendas. En mi opinión, el autor Peter Carl Simons tiene razón cuando afirma en su trabajo que en lugar de beber el extracto a menudo muy costoso, uno simplemente puede beber café verde.

El ácido clorhídrico es una sustancia importante para apoyar la reducción de grasa. Además, evita que el cuerpo ingiera azúcares y grasas. Al tostar el café, esta sustancia es destruida en gran parte, por lo que no hay casi nada de eso en el "café normal".

Algunos resultados de la investigación mostraron evidencia de que el café verde también influye positivamente en los niveles de azúcar en la sangre. Y un estudio de la Universidad de Scranton a partir del 2012 confirma que las personas que beben café verde pueden perder el 10 por ciento de su peso, incluso sin cambiar nada más acerca de su dieta. Más investigaciones arrojaron resultados igualmente impresionantes.

El café verde puede ser disfrutado como una alternativa al café común en la misma cantidad.

Evita los aditivos

¿Conoces alimentos de los cuales los fabricantes afirman que son libres de lactosa, libres de gluten, no contienen edulcorantes artificiales o sin grasa? Muchos productores de alimentos industriales a nivel internacional atraen a los clientes con tales pretensiones. Entre tanto se dice que se han creado las etiquetas adecuadas.

Básicamente no hay nada que hable en contra de un fabricante destacando ciertos ingredientes de un producto. Él está incluso obligado a enumerar todos los ingredientes por la ley. Pero si se imprimen en los envases en letras grandes, debes tener en cuenta lo siguiente:
Si un producto es "libre de lactosa" o "libre de gluten", necesariamente no quiere decir que sea saludable - ¡lo opuesto incluso puede ser el caso! "Sin azúcar añadida" no significa que no hay azúcar en este, sino que simplemente no hay azúcar añadida. Y seguramente no dice nada acerca del valor

del producto para la salud. Incluso "libre de grasa" no siempre significa saludable.

Todas las impresiones publicitarias dan razón para permanecer alerta. La lactosa y el gluten a menudo son reemplazadas por otras sustancias que ni siquiera queremos en nuestra comida. Y en otros casos, también, es sensato leer sobre lo que los fabricantes llevan a tu plato. En caso de duda, mantén los alimentos frescos y naturales.

Agua potable

Probablemente el método más simple para perder peso es sustituir todas las bebidas con agua. Bebe café en el desayuno, chocolate caliente, bebidas energéticas, refresco, cerveza o vino después del trabajo: Todas ellas contienen calorías y la mayoría de no poca cantidad. Simplemente por evitar estas bebidas, la mayoría de las personas podrían reducir su consumo de calorías hasta en un 50 por ciento - y eso rápidamente se volverá visible en la báscula.

Cuando hablo de "agua", me refiero al líquido que las plantas de tratamiento y depuración de agua envían a través de nuestras tuberías, y no al agua mineral con gas. Por un lado, el dióxido de carbono es un ácido. Literalmente, acidifica nuestro cuerpo, lo que puede tener efectos negativos en muchos procesos orgánicos que apoyan la pérdida de peso. Además, el agua del grifo no es peor que la mayoría de las costosas aguas minerales en la mayoría de las áreas.

Si tienes dudas, pregunta a tu abastecimiento municipal de agua. La mayoría de las personas, sin embargo, pueden dejar de transportar las botellas de agua. Al mismo tiempo puedes prevenir una gran cantidad de daños ambientales creado por el transporte de botellas alrededor del mundo. Lo mejor es simplemente beber el agua que tienes a mano, la que muchas personas utilizan para su café o té de todos modos.

Acuéstate delgado

En 2004, el Centro de Investigación Clínica de la Universidad de Chicago realizó una investigación en la que se redujo del descanso nocturno de los sujetos a prueba. Tan sólo dos noches con cuatro horas de sueño produjeron resultados dramáticos. La falta de sueño aumenta el hambre en un 24 por ciento, y el apetito en un 23 por ciento. Los sujetos a prueba ansiaban alimentos dulces y salados con muchos carbohidratos y una alta cantidad de calorías.

El internacionalmente reconocido investigador del sueño Prof. Eve Van Cauter demostró que las personas que sufren de desvelo desarrollan un apetito voraz para los carbohidratos como el pan, la pasta o los dulces.

Al mismo tiempo, estas personas están menos dispuestas a trabajar durante el día. Como resultado, se mueven menos y consumen menos energía (calorías).

Los resultados de estas observaciones podrían ser confirmados a través de análisis de sangre: Las personas que dormían menos tenían una pérdida de la hormona saciante leptina en un 18 por ciento, y un aumento de la hormona grelina que regula el apetito en un 28 por ciento.

Si duermes con frecuencia y el tiempo suficiente, corres un riesgo mucho menor de obesidad, de acuerdo con los resultados de la investigación. Lo que hagas con esta información depende de ti.

Piensa en ti mismo delgado

¿Qué piensas de ti mismo? Tal vez has oído que el pensamiento afecta a la realidad. Y en realidad, las personas obesas en especial tienen problemas para imaginarse a sí mismos como cualquier cosa excepto "gordo".

El comentario de los alrededores - parte bienintencionado - muéstrales una y otra vez cómo otros evalúan sus cuerpos. Después de algún tiempo, muchas personas se dan por vencidas. Ellos sienten que perdieron su propia obesidad y no pueden hacer nada al respecto. Henry Ford, el fundador de la empresa automotriz del mismo nombre, dijo: "No importa si usted piensa que usted puede o no puede hacer algo, usted tiene la razón."

No puedes perder peso si optas por "sólo intentarlo". Eso tiene que ver con tu actitud. Si "intentas" algo, aceptas que no puedes tener éxito - y eso es lo que ocurrirá. Sólo si imaginas que no hay opción para bajar de peso, harás precisamente eso: "Bajar de peso".

Además, Henry Ford dijo: "Hay más personas que renuncian que los que fracasan." De hecho, muchas personas son obesas porque se dan por vencidas. Yo no quiero excluirme de esos - yo era igual.

Muchas personas que traen una gran cantidad de kilos a la báscula también van a reconocer este patrón en otras áreas de su vida. Se dan por vencidos y piensan: "no puedo hacerlo de todos modos" o "no voy a hacerlo de todos modos". O lo peor: "sólo haré la prueba".

¡Detente! ¡No pienses en el fracaso desde el principio! No pienses en la posibilidad de que "no funciona", más bien céntrate en alcanzar tu meta.

Espera con ansias todas las cosas que puedes hacer una vez que hayas llegado a tu pico. ¡Imagina tu nueva vida! De hecho, es muy útil crear imágenes o collages sobre cómo será tu vida con tu peso ideal. Disfruta de tus sueños más salvajes.

Qué será de:

- Relación / Amor / Sexualidad
- familia
- círculo de amigos
- situación profesional
- reconocimiento de tus alrededores
- bienestar físico
- salud
- suerte
- …

¿Por qué no eres capaz de hacer algo que miles de personas podrían hacer a pesar de ser mucho más pesados que tú?

Entiéndeme bien: esta tarea no se trata de escapar a un mundo de ensueño. Eso significaría renunciar de nuevo. Se trata de saber conscientemente por qué tomas la tarea de perder peso. Y cada cambio en el peso es estrés y esfuerzo. A partir de la respuesta a las preguntas de por qué, ganas tu motivación. La imaginación de lo que vas a hacer una vez que dejas atrás los tiempos difíciles te ayudará a superar los contratiempos.

Imagina un atleta de alto rendimiento. ¿Qué resultados crees que un as del esquí, un corredor o un piloto de carreras de Fórmula 1 lograría si él fuera a competir "solo para probar"? Imagina la carrera de Michael Schumacher, iniciaba cada carrera con el pensamiento de "solo lo voy a lograr de alguna manera". Los ganadores están en la tribuna desde el principio. Ellos sienten el cosquilleo de la lluvia del chamán en su piel y los reconocimientos de la audiencia. Si no sientes eso, no lo deseas, y no estas obsesionado por eso, nunca lo tendrás.

Tienes que motivarte de la misma manera si quieres alcanzar tu peso deseado. Debes estar preparado para tareas duras, y aceptar una u otra exención. Si consigues motivarte a ti mismo, alcanzarás tu peso deseado, y vas a superar todos los obstáculos en tu camino.

Lo que quiero decir: ¡No te escondas!

El libro se titula "Bajar de peso sin hacer deportes", y quiero mantener esta promesa. Todos sabemos que hacer deporte en cantidades apropiadas es una cosa buena y ayuda a mantener el cuerpo sano. Sin embargo, no te recomendaré ejercicios aquí.

Lo que quiero recomendarte, sin embargo, es no ir por el camino más fácil, y lo más importante: no te escondas.

A una buena amiga mía, Sonja, mucha gente le decía desde el principio: "¡Eres gorda!", "¡Eres fea!", "¡Pierde peso ya!", Y muchas más cosas que la gente obesa escucha día tras día. Si estás expuesto a este tipo de comentarios con frecuencia, intenta evitarlos. Sonja salía de su casa cada vez con menos frecuencia, e incluso entrego su tienda de comestibles. Ella habría tenido más contacto con el mundo exterior si hubiera cometido un delito y hubiera ido a la cárcel.

Su vida se limitaba a su pequeño apartamento de 50 metros cuadrados, donde vivía y hacía dinero desde casa. Cuando no estaba trabajando, la mayoría de las veces se sentaba frente al televisor para observar el mundo del que se había encerrado. Junto con la falta de movimiento, había aumentado su temor por "el mundo allá afuera". Su soledad, el miedo y la tristeza la condujo a comer aún más. Sonja aumento de peso. Como ella tampoco nunca salía a comprar ropa, le ordenó a un distribuidor estadounidense ropa extra grande, u obtuvo piezas hechas a la medida por sastres en línea.

Un día Sonja sintió un dolor fuerte, ella trataba de mejorarse a sí misma por el miedo de ir al médico, donde las personas podían mirarla con desprecio. Sólo cuando el dolor se hizo demasiado insoportable, consultó a un médico, quien de inmediato la envió al hospital. Junto con la atención médica ella recibió un apoyo psicológico que continuó después de su estadía en el hospital. Los terapeutas la ayudaron, por lo que hoy en día *ella puede salir de la casa de nuevo. A veces Sonja dice que Dios le envió el dolor para salvar su vida. Por ahora ha perdido la mitad de su exceso de peso, y está trabajando para perder el resto.*

Hoy Sonja sabe lo que ella se había hecho a sí misma cuando decidió esconderse. Si te estas sintiendo de una manera similar, consulta a un entrenador o a un nutricionista que pueda ayudarte.

Las actividades cotidianas

Incluso sin hacer "deportes", puedes estar activo de alguna manera. Sé honesto: ¿A menudo conduces distancias cortas de varios cientos de metros en coche? ¿Siempre tomas el ascensor a pesar de tener una escalera al lado tuyo?

Si quieres perder peso, tendrás que cambiar tu relación con tu cuerpo paso a paso. Usa las escaleras de vez en cuando, sobre todo si se trata de sólo una o dos plantas. Deja el coche en la calzada para coches de vez en cuando. Toma algunos pasos adicionales, o compra en las tiendas que no cuentan con un estacionamiento para clientes. En resumen: Intenta acabar con los automatismos. Algunas personas se han acostumbrado a no moverse si el movimiento se puede hacer por una máquina. Otros reflexivamente agarran su cerveza favorita de la nevera antes de poner las bolsas del supermercado en el suelo.

También es muy bueno dar un paseo durante media hora. Explora un espacio sin ningún tipo de molestia, o ve a mirar las vitrinas de las tiendas - después de que las tiendas hayan cerrado, para que haya menos tentación. Encuentra un hobby que te saque de la casa. ¿Conoces el geocaching? Es divertido para toda la familia, y no tienes que ser específicamente deportivo (dependiendo del destino elegido). En la Internet se puede encontrar una gran cantidad de información sobre el mismo. O pregúntale a tu vecino si puedes llevar a pasear a su perro de vez en cuando.

Como ya he dicho, no se trata de convertirse de repente en un atleta de alto rendimiento. Pero deberías comenzar, paso a paso, a mover los huesos y los músculos un poco más. Y saber, lo que es divertido para ti.

Métodos quirúrgicos para la reducción de peso

Cada vez más personas optan por someterse al quirófano con el fin de controlar su obesidad a través de la cirugía. Una corta estancia en el hospital parece la forma más fácil de resolver el problema.

Pero cada cirugía tiene sus riesgos, y para una persona con exceso de peso significativa, las complicaciones son mucho mayores que para las personas en forma. Muchos ignoran eso.

Durante nuestra vida hemos oído que las personas obesas viven vidas más cortas de todos modos. Muerte por cirugía o daños físicos mayores, parece un riesgo tolerable. Después de la cirugía podríamos tener un peso normal para poder vivir una vida más larga, más saludable y mejor.

Desafortunadamente, es difícil encontrar cifras confiables para el éxito y el fracaso de los métodos quirúrgicos de este tipo. Es un hecho, sin embargo, que muchas personas han pagado por tales medidas con su salud o sus vidas. En muchos casos, el éxito fue sólo temporal, y la obesidad regresó – al igual que las dietas - después de un breve periodo de tiempo.

El entrenador de dieta suizo Chritoph Bisel, que se ocupa de las personas con obesidad mórbida en su oficina y también los apoya online, informa de sus propias experiencias en su impresionante libro Ich war ein fetter Sack":

Comencé en el año 2014 con un peso de 320 libras. Debes tener presente que yo había alcanzado mi "peso de pelea" máximo más de una década antes, cuando cargué mi escala con un total de 350 libras. Lo que siguió después fueron las cirugías antes mencionadas. Uno de ellas en el año 2000 tuvo una complicación, que casi solucionó todos mis problemas para siempre. Los años pasados claramente trajeron una tendencia de aumento.

Yo había perdido parte de mi intestino debido a la ruptura de una sutura, con peritonitis subsiguiente, lo cual casi puso fin a mi "sufrimiento terrenal". En este punto tengo que confesar que siempre he amado mi vida y sigo amándola. Otro efecto secundario del bypass gástrico fue una pérdida drástica de peso, que me llevó a algún lugar alrededor de las 140 libras, principalmente porque mi cuerpo débil no podía ingerir alimentos. Tan pronto como me había recuperado de los efectos de la cirugía, mi cuerpo gradualmente, pero de manera persistente continúo aumentando esas libras perdidas de nuevo. A principios de este año me di cuenta de que las cosas no podían seguir así. Desde luego, ¡no quería volver a la marca de 350 libras! Creo que soy un experto en todos los temas relacionados con la gordura, incluyendo cualquier cosa que nunca podrás leer en ningún libro, o la experiencia, ya sea personal o entre amigos o conocidos. En cualquier caso, sin duda ha sido la experiencia suficiente para saber cuan molesto es vivir la vida como una "ballena encallada". Algunas personas con *sobrepeso pueden negarlo, al igual que yo, cada vez que algo está en juego. Pero seamos honestos y estemos de acuerdo con el hecho de que las ventajas de ser gordo son bastante limitadas.*

Mientras tanto, ahora peso menos de 240 libras. Han pasado más de 20 años desde que mi escala ha indicado ese número. ¿Eso significa que todavía debo ser considerado una ballena encallada? Bueno, hablando objetivamente se puede decir que esto es un sí claro. Mi IMC (índice de masa corporal) todavía se encuentra en una región que es comúnmente considerada como patológica. Mientras me siento completamente delgado cuando pienso en todo el camino que he andado en mi esfuerzo para optimizar mi peso. Después de todo, parece ser que el sobrepeso es un término relativo.

No conozco tu caso, por lo que no puedo decir si una operación tiene sentido para ti. Lo que puedo decirte, sin embargo: ¡NUNCA te metas en una cirugía, simplemente porque parece la forma más fácil!

AF290533

Maca - La Planta Medicinal de los Incas

¿Una nueva planta contra el cáncer, la virilidad y los problemas de erección y la depresión?

Peter Carl Simons

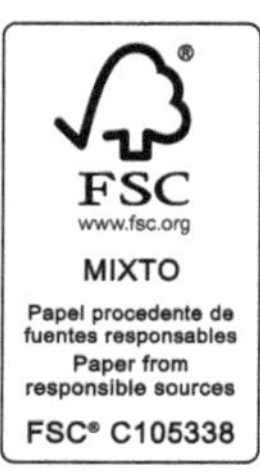

No se permite la reproducción total o parcial de esta obra, ni su incorporación a un sistema informático, ni su transmisión en cualquier forma o por cualquier medio (electrónico, mecánico, fotocopia, grabación u otros) sin autorización previa y por escrito de los titulares del copyright. La infracción de dichos derechos puede constituir un delito contra la propiedad intelectual.

© Peter Carl Simons, 2020 – 2nd Edition

Impreso y editado por Books on Demand GmbH
info@bod.com.es - www.bod.com.es
Impreso en Alemania – Printed in Germany

ISBN: 978-8-4132-6783-8

Información General

Este documento y todo su contenido está protegido por la ley de derechos de autor. Todos los derechos reservados. La reimpresión o reproducción (o parte del mismo) en cualquier forma (impresión, fotocopias u otros métodos), así como el almacenamiento, proceso, duplicación y distribución por medios electrónicos en cualquier tipo de sistema, del documento completo o parte del mismo, sin autorización por escrito del autor está prohibida. Todos los derechos de la traducción están reservados.

El uso de este libro y la implementación de la información aquí presentada se hace bajo la responsabilidad del lector. El autor y quien lo publica están exentos de cualquier tipo de responsabilidad en caso de que se presenten accidentes o daños de cualquier tipo que se presenten por consejos incluidos en este libro.

El trabajo, incluyendo todo este contenido ha sido preparado con el mayor cuidado. Sin embargo, los errores en la impresión o en la información no se pueden descartar por completo. El autor y quien publica esta obra no asumen responsabilidad por la manera en que la información sea impresa, o qué tan adecuada sea. No puede haber reclamos legales de ningún tipo por información incorrecta o por las consecuencias que resulten de esta información. Los operadores de los sitios web son exclusivamente responsables por el contenido de los libros que publican.

Inhaltsverzeichnis

Introducción

Queridos lectores,

Las personas que tratan a menudo con diferentes plantas y remedios naturales, con frecuencia se encuentran con plantas y usos que son desconocidos o que apenas se utilizan en nuestro entorno cultural. Hay un gran potencial poco utilizado para nuestro sistema de salud, que apenas está siendo descubierto. Hice mi primera contribución en este tema con mi trabajo publicado sobre el café verde.[1]

---

[1] Simons, Peter Carl: Café Verde - ¿Una pérdida de peso garantizada? Cómo puedes perder peso de forma rápida y fácil con el café verde. 2015, BOD

Es una gran preocupación para mí, presentarles otra planta y sus usos, de la cual no hay trabajos publicados en el área de habla alemana, pero que es conocida por todos los niños en el Perú y, está ganando conciencia y atención en otros países.

La raíz de maca se caracteriza por un amplio rango de usos que van desde el tratamiento de la disfunción eréctil, la prevención de abortos involuntarios, el aumento de la fertilidad femenina hasta el apoyo en terapias contra el cáncer y el tratamiento de las depresiones. Estas son las razones para presentar esta raíz con precisión. Es muy posible que esta planta que se consume como un alimento ordinario en su región natal haga una contribución importante para tu salud.

Atentamente

Peter Carl Simons

El origen de la Raíz del Maca

La raíz del maca peruano es apreciada como un excelente proveedor de proteínas en su país de origen. Hace unas décadas atrás, la planta era poco conocida fuera de los Andes. Incluso en el resto de Perú era apenas conocida. No es de extrañar que el resto del mundo apenas haya notado esta simple raíz, que crece en los Andes a una altura de aproximadamente 3.800 a 4.800 metros.

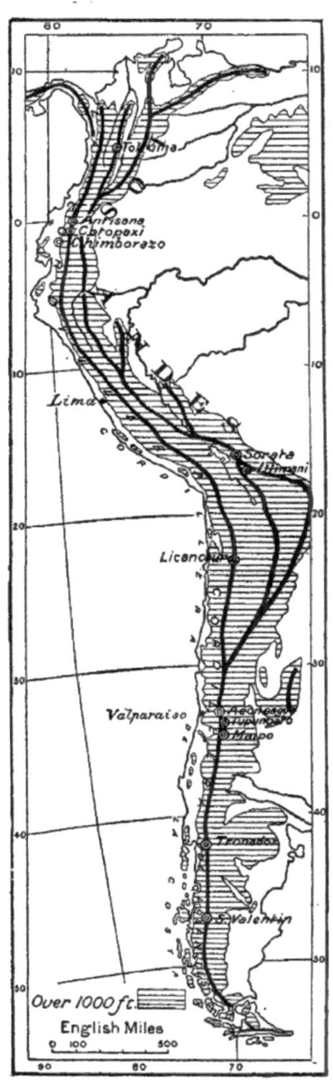

Tolima
Antisana
Cotopaxi
Chimborazo
Lima
Sorata
Illimani
Licancaur
Valparaiso
Aconcagua
Tupungato
Maipo
Tronador
S.Valentin
Over 1000 ft.
English Miles
0 100 500

Esta parte del mundo se caracteriza por fluctuaciones de temperaturas extremas dentro de un mismo día. A esta altura se encuentran los siguientes climas: Desde un calor sofocante al mediodía, agravado por vientos helados y tormentas de nieve, en la noche. La planta vive en un área donde el aire es enrarecido y apenas crece algo debido a los suelos yermos, carentes de nutrientes, excepto pequeñas patatas silvestres y el maca.

Las plantas en esta región son por lo general de unos pocos centímetros de alto. La fuerza, los nutrientes y la energía vital de la planta se almacenan en la raíz.

Los pueblos indígenas recortan estas raíces y la aprecian principalmente como alimento.

Ingredientes y efectos de la raíz del Maca

La raíz del maca contiene una gran cantidad de aminoácidos, carbohidratos y minerales como el calcio, el fósforo, el magnesio, hierro, zinc, así como las vitaminas B1, B2, B12, C y E. Además de varios glucósidos[2].

En general, la raíz tiene un efecto estimulante y tonificante sobre el cuerpo. Afecta el equilibrio hormonal del cuerpo. Este equilibrio hormonal influye en un gran

---

[2] Wikipedia: Los glucósidos son compuestos químicos orgánicos de la estructura general R-O-Z, donde un alcohol (R-OH) está conectado con un moiety de azúcar (Z) a través de una unión de glucósidos.

número de procesos dentro del cuerpo humano, tales como la digestión, la fertilidad, la energía sexual, el sistema nervioso, la vitalidad, así como la incorporación, la conversión y el uso de vitaminas, oligoelementos y minerales.

El maca también puede ser llamado adaptógeno. Eso significa que la planta mejora la capacidad del cuerpo para asimilar a las influencias externas, como el estrés, ataques de patógenos o los cambios en las condiciones de vida. En el contexto del anti-envejecimiento es particularmente interesante que la planta es conocida por prevenir y reducir tanto la degeneración física, así como la mental. Hay un efecto positivo de las glándulas suprarrenales y pituitarias.

Cómo se descubrieron los efectos de la raíz del maca

La historia de cómo se han descubierto los efectos de la raíz de Maca se remonta a la época de los conquistadores españoles. Poco después de cruzar los Andes y colonizar las áreas locales, las personas se dieron cuenta de que su fertilidad disminuyó y que muchos de ellos no podían tener hijos. Los pocos niños que nacieron, nacieron prematuramente o sufrían de deformidades degenerativas. Muchos de los animales que fueron traídos por los españoles sufrieron lo mismo.

La única excepción fue la llama. Su fertilidad y la salud de sus descendientes no sufrieron cambios.

Los españoles comenzaron a cuestionar por qué las llamas no tenían problemas con la fertilidad. Se dieron cuenta de que las llamas se habían alimentado de la raíz del maca. Así que empezaron a alimentar a los otros animales con la raíz, también. Finalmente, los españoles comenzaron a consumir la raíz como los peruanos locales habían hecho durante milenios.

Como resultado, la fertilidad y la salud de los descendientes de los inmigrantes regreso a su nivel original.

No está claro si la historia es verdadera o falsa. Pero historias como esta se pueden encontrar en diferentes fuentes.

Otra parte de la historia de la raíz del maca se remonta mucho más allá. Se ha informado que en el tiempo de los Incas el consumo de maca se limitaba a la casa oficial. Otras fuentes informan de que era consumido por los guerreros incas antes de ir a la guerra para aumentar su fuerza y resistencia. Esta planta fue traída de vuelta a España por los conquistadores españoles que regresaron (aquí esta fuente se conecta a la antigua fuente) donde fue consumida en el hogar oficial y donde se extendió gradualmente a través de los círculos aristocráticos de Europa. Con el tiempo cayó en el olvido. La planta fue redescubierta por investigadores europeos y estadounidenses que estudiaron las plantas medicinales del Perú en los años 1960 y 1980.

Presentación e ingestión

La raíz del maca se dice que tiene un gran número de efectos positivos sobre la salud humana. A menudo se escucha y describe efectos positivos sobre la sexualidad, la fuerza y la resistencia, el rendimiento mental, así como el equilibrio hormonal, la fertilidad, la adaptabilidad y resistencia a los trastornos físicos y mentales son algunos de los efectos documentados. Además, el maca es actualmente examinado en varios estudios, por ejemplo, en la terapia contra el cáncer.

Los tres tipos de raíces de maca (y sus productos) que se ofrecen:

Raíz de maca rojo

Raíz de maca amarillo

Raíz de maca negro

Las tres formas tienen, con algunas variaciones, el mismo efecto.

La raíz del Maca se ofrece como un polvo, píldora, cápsula o solución líquida. Por lo general se presenta como un suplemento dietético, ya que es un alimento »normal« en su país natal.

Tiene sentido comenzar con una pequeña dosis y aumentar la dosis ingerida de forma gradual. La mayoría de los expertos aconsejan a empezar con la cantidad de 500 a 1000 mg y aumentar la dosis gradualmente a una dosis diaria de 3.000 a 5.000 mg por día. Esto es comparable a unas 1-2 cucharaditas de polvo de maca (dependiendo de la concentración. Tiene sentido difundir la ingestión durante todo el día debido a que el cuerpo sólo puede absorber una cantidad limitada a la vez.

Como el maca es visto como un alimento de dónde proviene, una sobredosis es apenas de temer. Las personas que están bajo medicación o que se encuentran en mal estado de salud deberían, como con cualquier sustancia medicinal, consultar a un experto de su elección antes de ingerirlo.

Raíz de maca rojo

El tipo más raro de maca es el maca rojo. Tiene una gran concentración de antioxidantes. En contraste con el maca negro, el rojo no tiene una influencia positiva en la producción de esperma. No obstante, es muy popular debido a que es el más sabroso de los tres tipos de maca.

El maca amarillo (a veces se ofrece como maca marrón) tiene su punto fuerte en el aumento de la fertilidad de hombres y mujeres.

El maca negro a veces también se ofrece como maca púrpura. Sus puntos fuertes son el aumento en la producción de los espermatozoides (cantidad y movilidad del esperma, así como la mejora del rendimiento cognitivo. Este tipo también muestra resultados superiores para el tratamiento de la fatiga.

Aplicaciones

La raíz de maca se utiliza con fines médicos naturales. Se puede utilizar para tratar diversos síntomas. Éstos incluyen:

Libido/ potencia

La raíz del maca se ha utilizado para aumentar la energía sexual masculina por siglos. Tiene una influencia positiva sobre la libido y aumenta la cantidad, así como la calidad de los espermatozoides. Por otra parte, se dice que tiene una influencia positiva sobre la disfunción eréctil, por lo que a veces se le llama »viagra natural«.

Se llevaron a cabo varios estudios para

validar los efectos que tradicionalmente se atribuyen a la planta maca. En uno de los estudios se alimentaron ratas macho con el extracto dos veces al día durante dos semanas. Con este estudio se demostró un aumento en la producción de esperma.

Otro estudio trabajó con dos grupos de hombres. Un grupo recibió el extracto de una planta de maca, los otros recibieron un placebo. El estudio duró tres meses y en él se encontró que los participantes del grupo que recibió el extracto de maca sintieron un mayor deseo sexual (libido).

Dieter Mann cita a una fuente en su libro »Natürliche Potenz - Fue tun, das wenn»

Beste Stück streikt?[3] Como sigue:

> Los científicos chinos publicaron un estudio en el que se les dio extracto de maca a ratones. Los ratones de este grupo eran capaces de tener 47-67 orgasmos dentro de otros 3. Los ratones del grupo de control sólo eran capaces de tener 16 orgasmos en el mismo tiempo.

Otro estudio se llevó a cabo en hombres blancos con disfunción eréctil de leve a moderadamente severa. El grupo de 50 participantes se dividió por la mitad. Una mitad recibió placebos durante un período

---

[3] Mann, Dieter: NATÜRLICHE POTENZ - WAS TUN, WENN DAS »BESTE STÜCK« STREIKT?, 2015, BOD

de tiempo más largo. Al mismo tiempo el otro grupo recibió el extracto de maca. La evaluación de los datos mostró que los hombres que recibieron el extracto de maca habían experimentado una mejora significativa de su capacidad de tener una erección.

Fertilidad femenina

En un estudio en una revista australiana se descubrió que las mujeres peruanas que comían maca desde su infancia eran más fértiles como adultas como otras mujeres que nunca habían comido maca.

En otro estudio se alimentaron ratones hembra con el extracto de maca. Con este experimento se descubrió que los ratones dieron a luz a camadas más grandes después de haber recibido el extracto de maca por un tiempo.

Balance hormonal, principalmente en mujeres

El maca tiene un efecto particular sobre el equilibrio hormonal de las mujeres. Esta es la razón por la que se utiliza el extracto para mitigar el dolor de mujeres que sufren de síndrome premenstrual (PMS) o menopausia. También se puede utilizar para tratar una falta de lubricación (falta de fluido vaginal) u osteoporosis. Esos síntomas y muchos otros que son causados por un desequilibrio hormonal forman un importante campo de aplicación para el extracto de la raíz.

Para demostrar esta afirmación se utilizaron ratas. Las ratas sufrían de osteoporosis porque sus ovarios habían sido retirados. Entonces se les dio maca en una solución alcohólica. Se encontró que la planta de maca condujo a una reducción significativa de enfermedades de osteoporosis. Es por ello que el maca es utilizado por muchos estadounidenses como sustituto natural de la terapia de reemplazo hormonal durante la menopausia.

Hiperplasia prostática benigna

En la medicina natural, el maca se utiliza para

tratar la hiperplasia prostática benigna. El efecto positivo se basa en los componentes estrogénicos de la planta.

En un estudio que se llevó a cabo con ratas macho que sufrían de hiperplasia prostática, se observó que su próstata fue significativamente menor después de tomar maca.

Dolor en las articulaciones

El maca reduce especialmente el dolor en las articulaciones de las mujeres menopáusicas.

En un estudio el extracto de la planta de maca se ingiere junto con uña de gato. A las mujeres participantes se les dio 1,8 g de la mezcla dos veces al día por un período de dos meses. El resultado fue una reducción significativa del dolor en las articulaciones.

Adaptabilidad

Wikipedia.de:

> Adaptógeno es un término médico alternativo para preparaciones herbales y fármacos que se supone que ayuden al organismo a asimilar a las situaciones estresantes. También se dice que tienen un efecto positivo sobre las enfermedades inducidas por el estrés.

Der Maca-Wurzel se dice que es un fuerte

adaptógeno que activa el sistema inmune del cuerpo y defiende contra las enfermedades. Aumenta la producción de cortisol, que es importante para procesar el estrés.

Desórdenes de ansiedad

El maca tiene un efecto que aumenta el estado de ánimo y una influencia positiva en los trastornos de ansiedad. Diversos estudios han demostrado este efecto positivo, sobre todo cuando se mira en las mujeres durante la menopausia que muestran signos típicos de un trastorno de ansiedad.

En 2009 el Dr. Tori Hudson publicó un

artículo sobre el examen de una mujer de 48 años de edad, en la revista »Medicina Integrativa«. Después de tomar maca durante 6 semanas se podía observar una reducción del 50% del nivel de ansiedad.

Depresiones

El maca aumenta las capacidades cognitivas del cerebro y se puede utilizar, además, para la depresión convencional. Particularmente se han hecho experiencias positivas durante angustias psicológicas causadas por la menopausia.

El aumento de la capacidad cognitiva, así como el efecto anti-depresivo se ha demostrado con la ayuda de la investigación científica.

Cáncer

En la actualidad, se llevan a cabo estudios sobre el papel de la planta maca en la prevención y terapia del cáncer. Las primeras pruebas en relación con el cáncer de hígado y estómago han mostrado resultados prometedores.

Efecto anti- envejecimiento

Algunos estudios sostienen que el maca tiene la función de frenar el proceso de envejecimiento. Esta suposición se basa en el hecho de que la planta aumenta el nivel de esteroides. Este nivel disminuye de manera constante cuando se envejece lo que puede causar degradación muscular, ganando células adiposas y una disminución de la vitalidad mental.

Por otra parte, hay un efecto positivo adicional sobre la base de los antioxidantes que contiene. La existencia de estos antioxidantes se ha demostrado en un estudio.

Crecimiento muscular

El maca tiene una influencia positiva en el desarrollo de la masa muscular. Por lo tanto, puede ser visto como una alternativa natural a los esteroides anabólicos y sus efectos secundarios.

En el contexto de la construcción del cuerpo, el maca se ha convertido en un producto popular que también se puede comprar en Europa.

Anemia

Debido a su alto contenido de hierro, la raíz del maca es utilizada como un importante remedio natural para curar la anemia en las áreas donde crece.

Fatiga general

El maca tiene un efecto energizante. Especialmente la raíz de maca negro y su extracto se utiliza como proveedor de energía natural.

Una aplicación posible es iniciar uno el día con el extracto de la raíz de maca en lugar del cada mañana »empezando con un café«. Con este uso el nivel de energía de la persona se incrementa significativamente. El nivel de energía también se mantendrá alto por un período largo de tiempo como cuando se consume café o té.

Bajo peso

El maca es una planta que almacena una combinación de diversos nutrientes y sustancias vitales dentro de su raíz. Esta combinación en consecuencia, tiene un alto valor nutricional. Al mismo tiempo, esa planta puede funcionar como un estimulante del apetito. Por lo tanto, el maca puede ser visto como un suplemento nutricional ideal para las personas que tienen bajo peso.

Contraindicaciones y efectos secundarios

Debido a que en su región nativa el maca se consume como alimento ordinario, el riesgo de una sobredosis es muy improbable. No obstante, hay algunas enfermedades preexistentes, donde se aconseja evitar el consumo de maca. Si existe la posibilidad de que pertenezcas a uno de los grupos mencionados, se aconseja utilizar sólo el extracto de raíz de maca después de consultar a un médico. En general se recomienda consultar a un experto antes de ingerir maca o cualquier otro agente activo.

Hashimoto-Tiroiditis
bocio
alergias
desordenes del sueño e indigestión

Las mujeres peruanas incluso han consumido maca durante el embarazo durante siglos. Sin embargo, sí tiene sentido ser precavidos en esta situación particular. Se recomienda no empezar a consumir maca durante el embarazo, especialmente cuando no se está acostumbrado a ello y siempre consultar al médico de antemano.

Dónde obtener la raíz de maca

Hoy en día existen varios proveedores que venden la botella y el extracto de raíz de maca. Muchos de los proveedores tienen un historial en el fisiculturismo donde el maca se utiliza principalmente para apoyar el crecimiento muscular.

 En cuanto a la elección del producto, es importante que el extracto provenga de un embotellador Europeo (que obedece a las leyes relativas a la calidad del producto y aditivos). Es más seguro para evitar productos sin nombre, debido al riesgo de que sean de mala calidad.

Además, la cantidad del agente activo es

decisiva.

42